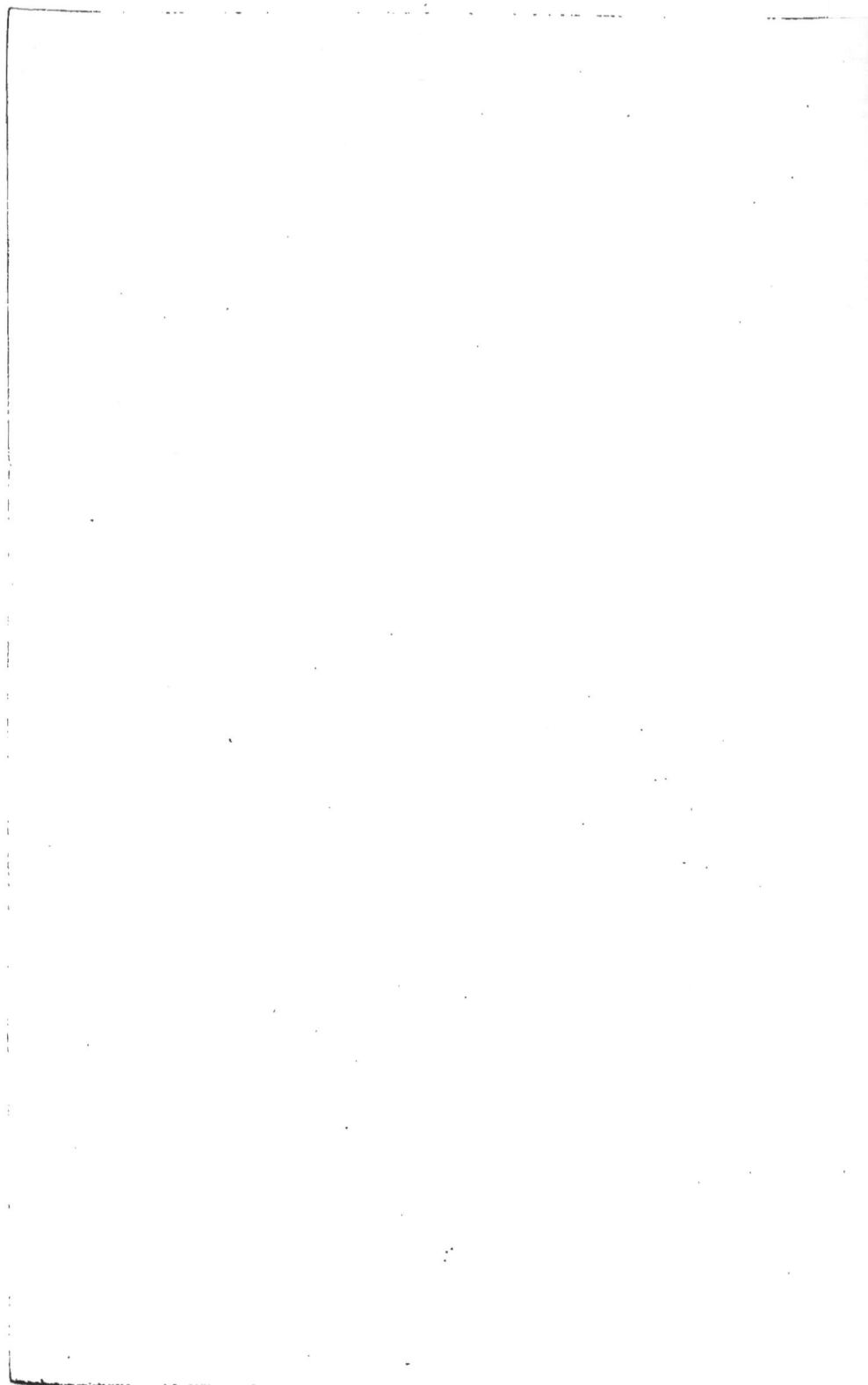

DE L'INTERPRÉTATION

ET DE L'EMPLOI

DU POUVOIR DIOPTRIQUE

ET DE LA DIOPTRIE MÉTRIQUE

EN OPHTHALMOLOGIE

PAR

A. IMBERT

LICENCIÉ ÈS SCIENCES MATHÉMATIQUES
DOCTEUR ÈS SCIENCES PHYSIQUES, DOCTEUR EN MÉDECINE
CHEF DES TRAVAUX DE PHYSIQUE
A LA FACULTÉ DE MÉDECINE DE LYON

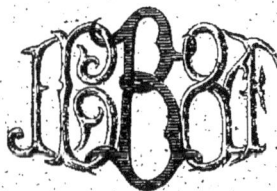

PARIS

LIBRAIRIE J.-B. BAILLIÈRE & FILS

19, rue Hautefeuille, près du boulevard Saint-Germain

LONDRES	MADRID
BAILLIÈRE TINDALL AND COX	CARLOS BAILLY-BAILLIÈRE
20, King William street	Plaza de Topete, 8

1883

DE L'INTERPRÉTATION

ET DE L'EMPLOI

DU POUVOIR DIOPTRIQUE ET DE LA DIOPTRIE MÉTRIQUE

EN OPHTHALMOLOGIE

LYON. — IMPRIMERIE PITRAT AINÉ, 4, RUE GENTIL

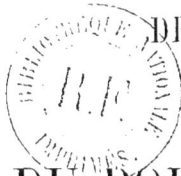

DE L'INTERPRÉTATION

ET DE L'EMPLOI

DU POUVOIR DIOPTRIQUE

ET DE LA DIOPTRIE MÉTRIQUE

EN OPHTHALMOLOGIE

PAR

A. IMBERT

LICENCIÉ ÈS SCIENCES MATHÉMATIQUES
DOCTEUR ÈS SCIENCES PHYSIQUES, DOCTEUR EN MÉDECINE
CHEF DES TRAVAUX DE PHYSIQUE
A LA FACULTÉ DE MÉDECINE DE LYON

PARIS

LIBRAIRIE J.-B. BAILLIÈRE & FILS

19, RUE HAUTEFEUILLE, PRÈS DU BOULEVARD SAINT-GERMAIN

——

1883

AVANT-PROPOS

Le travail que nous avons l'honneur de présenter à l'appréciation de nos juges ne devait constituer, dans notre pensée, qu'un chapitre de notre thèse inaugurale. Mais, pressé par le temps, nous n'avons pu traiter la partie médicale du sujet que nous avions choisi sous l'inspiration de notre savant et cher maître, M. le Professeur Monoyer; il nous eût fallu plusieurs mois pour recueillir, dans une clinique ophthalmologique, les observations sur lesquelles nous eussions établi nos conclusions.

Il nous semble toutefois que notre travail, tout réduit qu'il est, contient quelques résultats théoriques intéressants; c'est ce qui nous décide à le publier, nous réservant de traiter plus tard, à loisir, avec tout le soin qu'elle exigera, la partie que nous n'avons pu aborder aujourd'hui.

DE L'INTERPRÉTATION

ET DE L'EMPLOI

DU POUVOIR DIOPTRIQUE ET DE LA DIOPTRIE MÉTRIQUE

EN OPHTHALMOLOGIE

I

INTRODUCTION DU POUVOIR DIOPTRIQUE ET DE LA DIOPTRIE EN OPTIQUE

1. — Le système de numérotage des verres de lunette actuellement en usage date de la réunion du Congrès ophthalmologique tenu à Bruxelles, en 1875. Dans les précédents Congrès (Paris, 1867, et Londres, 1872), une commission avait été chargée de préparer les règles suivant lesquelles devaient être établis les changements dont la nécessité se faisait universellement sentir. Avant cette époque, en effet, le numéro qui servait à caractériser un verre exprimait, en pouces, sa longueur focale. On prenait donc pour unité de mesure linéaire une unité proscrite par les lois, dans les pays où le système métrique est en vigueur; en outre, le numéro d'un verre était d'autant plus faible que l'effet produit par ce verre sur des rayons incidents était plus accusé. Pour faire disparaître ces contradictions, on convint de mesurer la lon-

gueur focale f en prenant le mètre pour unité et de représenter la force de la lentille par le rapport $\dfrac{1}{f}$. Ce rapport $\dfrac{1}{f}$ a reçu d'abord le nom de *pouvoir réfringent ;*
mais, comme cette dénomination représente déjà, en
Physique, une autre quantité, M. Monoyer, afin d'éviter
toute confusion, lui a substitué, dès 1872, celle de *pouvoir
dioptrique* [1], dont nous nous servirons constamment par
la suite.

« Mais, ajoute M. Monoyer, cette manière d'exprimer
le degré du pouvoir réfringent n'est pas commode en pra-
tique ; elle présente, en effet, deux inconvénients : elle ne
permet pas de comparer immédiatement des pouvoirs réfringents donnés, puisque des fractions ne sont compa-
rables qu'autant qu'elles sont réduites au même dénominateur ; en second lieu, l'ophthalmologiste se trouve, à
chaque instant, dans le cas de calculer la somme ou la
différence de deux pouvoirs réfringents ; or, les opérations
arithmétiques qu'on effectue sur les fractions sont toujours,
sinon difficiles, du moins longues et fastidieuses. Un
moyen extrêmement ingénieux et simple a été proposé pour
parer à ces deux inconvénients : il consiste à prendre pour
unité de réfraction le pouvoir réfringent d'une lentille
convenablement choisie, et à exprimer le pouvoir réfringent de toute autre lentille par un nombre *entier,* indiquant
le nombre d'unités de réfraction auquel est égal le pouvoir
réfringent de la lentille considérée. »

Il restait à faire choix d'une nouvelle unité pour mesurer

---

[1] Monoyer. *Numérotage des verres de lunette,* etc., Paris, 1872.

la grandeur nouvelle, le *pouvoir dioptrique*, ainsi introduite dans la science. Ici des divergences se produisirent parmi les ophthalmologistes. M. Javal, par exemple, proposait pour unité une lentille de 240 centimètres de longueur focale. Mais, ainsi que le fit remarquer M. Monoyer, ce n'était pas là appliquer le système métrique aux mesures optiques, c'était créer un nouveau système. « Quand on veut appliquer le système métrique à de nouvelles espèces de quantité, il ne suffit pas d'exprimer, en mètres ou en fractions de mètre, la dimension linéaire qui constitue les éléments de la quantité considérée ; il faut, en outre, choisir l'unité de la nouvelle mesure de telle sorte que la dimension linéaire y soit exactement égale au mètre, ou à un de ses multiples ou sous-multiples décimaux. Par conséquent, le choix d'une lentille de 240 centimètres de longueur focale pour servir d'unité de réfraction, bien loin d'introduire le système métrique dans les mesures optiques, s'opposerait à cette introduction. Autant vaudrait alors conserver l'ancienne notation en pouces, et prendre pour base la lentille de 72 pouces de foyer. Le résultat serait au fond le même ; les mesures optiques auraient leur système à part. Ainsi, la lentille de 240 centimètres de foyer est condamnée par la théorie comme contraire au principe même du système métrique ; elle ne saurait représenter l'unité *métrique* ou *décimale* de réfraction [1]. »

Le même reproche pouvait être adressé aux unités proposées par MM. Giraud-Teulon, Burow, etc.

« Après les considérations développées plus haut, ajou-

---

[1] Monoyer. Des anomalies de la réfraction de l'œil. Notions théoriques et observations cliniques, *Gazette médicale de Strasbourg*, 1868.

tait M. Monoyer, je crois inutile de discuter de nouveau le choix de l'unité de réfraction qu'il convient d'adopter ; le choix n'est plus arbitraire, ai-je dit, du moment qu'on fait intervenir le système métrique ; c'est le pouvoir dioptrique de la lentille de *1 mètre* ou *100 centimètres* de longueur focale qui doit servir d'unité. Cette unité, nous l'appellerons *unité métrique* ou *décimale de réfraction*, ou simplement DIOPTRIE, si l'on veut bien nous permettre ce néologisme dérivé conformément aux usages scientifiques [1]. »

Le résultat d'une telle discussion ne pouvait être douteux ; la dioptrie, telle que l'avait définie M. Monoyer, fut définitivement adoptée, en France et à l'étranger, comme unité métrique de réfraction [2].

2. — Pour justifier l'emploi de l'expression $\dfrac{1}{f}$, comme mesure de la force d'un verre, nous nous sommes contenté de faire remarquer que l'effet produit par une lentille est plus marqué quand sa distance focale est plus petite, et que, par suite, on peut prendre, pour mesure de cet effet ou « du pouvoir dioptrique, une fraction ayant l'unité pour numérateur, et la distance focale pour déno-

---

[1] Monoyer. *Numérotage*, etc., Paris, 1872.

[2] M. Nagel a aussi proposé la lentille de 1 mètre, mais sans autre intention que celle d'en faire le point de départ d'une boîte de verres de lunette à termes équidistants. C'est incontestablement l'introduction du terme de *dioptrie* qui a décidé l'adoption générale et pour ainsi dire instantanée de cette unité de réfraction.

Nous avons cru devoir reproduire le passage et la date du travail dans lequel M. Monoyer a proposé et employé pour la première fois le terme de *dioptrie*, car un certain nombre d'auteurs n'ont eu garde de mentionner le nom de M. Monoyer et semblent par là même s'attribuer la paternité de la dioptrie.

minateur [1]. » Mais une telle explication est trop vague pour que l'on puisse s'en contenter, et il est nécessaire de démontrer avec plus de précision cette raison inverse entre la distance focale et le pouvoir dioptrique. C'est ce qu'a fait M. Monoyer dans les termes suivants :

« En comparant, par exemple, deux lentilles ayant l'une 100 centimètres de longueur focale et l'autre 1 centimètre, on voit que la force ou le *pouvoir réfringent* de la première est à la force de la seconde comme la longueur focale 1 de la seconde est à la longueur focale 100 de la première; on peut, en conséquence, représenter le pouvoir réfringent de la lentille de 100 centimètres par la fraction 1/100. Il en serait de même pour toute autre lentille comparée à la lentille de 1 centimètre; d'une manière générale, *la force d'une lentille est en raison inverse de sa longueur focale;* on peut donc exprimer le degré de son pouvoir réfringent par une fraction ayant l'unité pour numérateur et la distance du foyer pour dénominateur [2]. »

Cette démonstration est satisfaisante, quand on n'a en vue que l'effet produit par la lentille sur des rayons incidents parallèles à l'axe. Nous verrons plus loin qu'on peut donner du pouvoir dioptrique une interprétation plus générale et s'appliquant à des rayons incidents quelconques.

3. — Avant d'établir les résultats auxquels nous sommes arrivé, nous signalerons encore la manière dont

---

[1] Monoyer. *Numérotage*, etc., Paris, 1872.

[2] Monoyer. *Des anomalies*, etc.

M. Giraud-Teulon a interprété, de son côté, l'expression algébrique du pouvoir dioptrique.

M. Giraud-Teulon [1] regarde le rapport $\dfrac{1}{f}$ comme représentant le *travail réfringent*, ou *quantité d'énergie photo-chimique*, produit par la lentille. Mais les considérations sur lesquelles il base cette interprétation ne nous paraissent pas rigoureusement exactes. L'interposition d'un milieu plus réfringent sur le trajet de rayons parallèles aurait pour premier effet « un ralentissement dans le mouvement, par conséquent une transformation de tout ou partie de ce dernier en *chaleur*, ainsi abandonnée au nouveau milieu ambiant. » Dans le cas de la réfraction à travers une surface sphérique, « la perte de force croîtrait directement avec le temps employé par le faisceau homocentrique réfracté pour arriver de la surface à son foyer, » d'où l'on pourrait conclure que « l'effet de la réfraction homocentrique, ou le travail utile créé par elle, est d'autant plus grand que la distance du foyer à la surface est moindre ; en d'autres termes, que le travail réfringent d'une surface sphérique, ou de concentration, sur les rayons parallèles est inversement proportionnel à sa longueur focale principale. »

Dans le cas où les rayons incidents forment un faisceau homocentrique dont le sommet P est à une distance p de la surface et vont converger en P' à une distance p', on sait qu'on a la relation

$$(1) \qquad \frac{1}{p} + \frac{1'}{p'} = 1$$

[1] Giraud-Teulon. *La vision et ses anomalies*, Paris, 1881.

où f et f' sont les distances focales principales de la surface réfringente. Pour interpréter cette formule, M. Giraud-Teulon dédouble la surface et considère entre les deux surfaces de dédoublement un milieu intermédiaire d'indice tel que les rayons venant du point P dans le premier milieu soient, dans le milieu intermédiaire, parallèles à l'axe principal et aillent, dans le second des milieux primitifs, converger au point P'. Les distances p et p' sont alors des distances focales pour chacun des milieux primitifs comparés au milieu intermédiaire; mettant ensuite la formule (1) sous la forme

$$\frac{\frac{1}{p}}{\frac{1}{f}} + \frac{\frac{1}{p'}}{\frac{1}{f'}} = 1,$$

M. Giraud-Teulon en conclut que «dans un système simple, si l'on compare les quantités de réfraction afférentes, en chaque milieu, à un foyer conjugué et au foyer principal correspondant, la somme de ces deux rapports est constante et égale à l'unité. »

On peut faire au raisonnement qui précède une première objection. La transformation du travail en chaleur, au moment où la réfraction se produit, a-t-elle réellement lieu? Il faut pour cela qu'il y ait perte de force vive. Or, Fresnel, dans sa théorie de la réfraction, suppose que la force vive du rayon incident se retrouve tout entière dans les rayons réfléchi et réfracté, et les résultats auxquels il arrive, en partant de cette hypothèse, sont exactement confirmés par l'expérience, au moins en ce qui regarde les corps parfaitement transparents, les seuls dont nous ayons à nous occuper ici.

D'ailleurs, cette perte de force vive n'aurait sa raison d'être que si l'existence de l'éther était rigoureusement démontrée; elle résulterait alors d'une communication du mouvement vibratoire du fluide lumineux aux molécules pondérables, et ces dernières, incapables de donner de la lumière, fourniraient de la chaleur. Mais l'existence de l'éther est entièrement hypothétique, et M. Monoyer[1] a montré que l'on peut, sans inconvénient pour la science, supprimer ce dernier des fluides spéciaux inventés, en général, pour les besoins de théories prématurées.

En second lieu, M. Giraud-Teulon dit que la *perte de force*, de force vive pensons-nous, augmente directement avec le temps employé par le rayon pour arriver au foyer qu'il concourt à former. Cette hypothèse ne s'accorde pas avec la variation de l'intensité lumineuse suivant la distance, à moins que la perte de force vive ne provienne d'une absorption de lumière par le milieu réfringent; mais, dans ce cas, elle est complètement indépendante de la réfraction, et ne peut intervenir dans la mesure de l'effet produit par la surface réfringente.

D'après ce qui procède, il nous paraît difficile de regarder comme suffisamment justifiée l'interprétation que donne M. Giraud-Teulon de l'expression $\dfrac{1}{f}$; peut-être est-elle exacte, mais pour qu'on puisse la regarder comme

---

[1] Monoyer. *Théorie des forces cosmiques basée sur les mouvements de la matière pondérable seule*, etc. Lyon, 1881.

telle, il faudrait montrer que $\dfrac{1}{f}$ représente la résul-
tante, suivant l'axe de la surface, des mouvements vibra-
toires qui arrivent dans la direction de chacun des rayons
dont le point de concours forme le foyer principal.

II

INTERPRÉTATION GÉOMÉTRIQUE DU POUVOIR DIOPTRIQUE

4. — Dans l'interprétation que nous allons donner, à notre tour, du pouvoir dioptrique, nous distinguerons deux cas : nous considérerons d'abord les systèmes dioptriques dont les milieux extrêmes sont identiques, et dont, par conséquent, les distances focales sont égales : systèmes *équifocaux* de M. Monoyer ; nous nous occuperons ensuite des systèmes dont les milieux extrêmes ont des indices différents et dont les distances focales sont, par suite, inégales : ce sont ceux que M. Monoyer appelle *inéquifocaux*.

A. — *Pouvoir dioptrique des systèmes équifocaux*

5. — Soit d'abord une lentille positive infiniment mince, dont les points principaux et nodaux sont con-

fondus en C (fig. 1) ; considérons le rayon incident quelconque P I et le rayon réfracté correspondan I P'.

Posons : $\quad angle\ P',\ I\ P' = \delta$
$\qquad angle\ I\ P\ C = \alpha$
$\qquad angle\ I\ P'\ C = \alpha'$
$\qquad I C = y,\ P\ C = p,\ P'\ C = p'.$

On a : (2) $\qquad \delta = \alpha + \alpha'.$

Or, les triangles I P C, I P' C donnent :

$$\operatorname{tg} \alpha = \frac{IC}{PC} = \frac{y}{p}$$

$$\operatorname{tg} \alpha' = \frac{IC}{P'C} = \frac{y}{p'};$$

en nous restreignant au cas d'une incidence très petite, comme on le fait dans la théorie classique des lentilles,

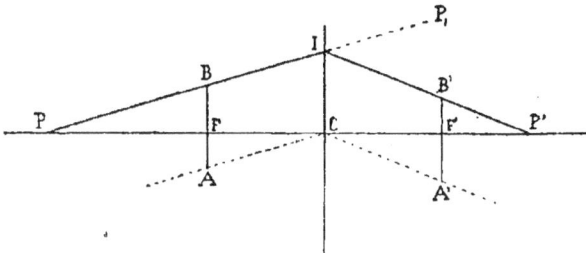

Fig. 1.

nous pourrons remplacer les tangentes par les arcs ; si nous substituons alors dans l'équation (2), il vient :

$$f = \frac{y}{p} + \frac{y}{p'} = y\left(\frac{1}{p} + \frac{1}{p'}\right).$$

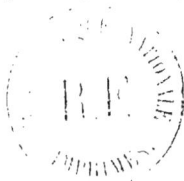

En tenant compte de la relation des foyers conjugués :

$$\frac{1}{p} + \frac{1}{p'} = \frac{1}{f} \, ,$$

nous pourrons écrire :

$$\partial = \frac{y}{f}.$$

Il résulte de là que :

Une lentille positive imprime une déviation constante à tous les rayons incidents qui la rencontrent à la même distance de l'axe.

Cette déviation constante est représentée proportionnellement par le pouvoir dioptrique $\frac{1}{f} = F$ *de la lentille.*

Il est évident qu'un calcul analogue peut être fait pour une lentille négative ; en représentant encore par ∂, α et α' les angles analogues aux précédents, on aurait dans ce cas :

$$\partial = \alpha - \alpha' = y \left(\frac{1}{p'} - \frac{1}{p} \right) = \frac{y}{f} \, .$$

6. — D'après cela, prendre pour mesure de l'effet produit par une lentille son pouvoir dioptrique, c'est mesurer cet effet par la déviation imprimée par le verre. Il en résulte que les seuls verres formant une série rationnelle sont les verres tels que, en passant de l'un d'eux au suivant, l'accroissement de la déviation soit constant et égal à la

déviation produite par un verre dont le pouvoir dioptrique sera pris pour unité.

Il est bien évident d'ailleurs que ces déviations angulaires doivent être considérées pour des rayons qui rencontrent tous la lentille à une distance constante de l'axe.

7. — Si l'on adopte pour déviation unité celle qui est
produite par le verre qui constitue l'unité métrique,
c'est-à-dire dont la distance focale est égale à l'unité, la
distance focale f_k du verre qui occupera le rang K dans
la série, sera donnée par la formule

$$\frac{y}{f_k} = \mathrm{K}\,\frac{y}{1},$$

d'où

$$f_k = \frac{1}{\mathrm{K}}.$$

Si l'on fait successivement K $= 1, = 2, = 3, \ldots$on
trouve pour distances focales des différents verres de la
série :

$$0^m,50 \qquad 0^m,25 \qquad 0^m,33\ldots$$

c'est-à-dire les distances focales des verres de la série
métrique. Donc :

Les verres de la série métrique sont tels qu'en passant
de l'un quelconque d'entre eux au suivant, l'accroisse-
ment de déviation imprimé aux rayons incidents est
égal à la déviation imprimée par le verre unité.

8. — L'interprétation que nous venons de donner du
pouvoir dioptrique des lentilles subsiste pour un système équifocal quelconque et des rayons qui rencontrent

les plans principaux à la même distance de l'axe, puisque la formule

$$\frac{1}{p} + \frac{1}{p'} = \frac{1}{f},$$

est, en effet, applicable à de tels systèmes, en prenant les points principaux pour origine des distances.

9. — Les conclusions que nous venons d'établir nous donnent immédiatement une signification géométrique du degré d'amétropie d'un œil et de son pouvoir accommodatif.

Si nous négligeons la distance de la lentille correctrice à l'œil, le degré d'amétropie, c'est-à-dire le pouvoir dioptrique du verre qui rend l'œil emmétrope, représente la déviation constante qui caractérise le verre, ou, ce qui revient au même, l'angle que fait un rayon incident passant par le *punctum remotum* avec l'axe ou avec un rayon parallèle à l'axe.

Nous ferons remarquer que cet angle n'est pas égal à la différence de ceux que font avec l'axe les rayons réfractés correspondant aux rayons incidents venant de l'infini et du *punctum remotum*, dans l'état de repos de l'accommodation. Nous montrerons plus loin, en effet, que pour une surface réfringente unique, et par conséquent pour un œil réduit, en représentant par δ le premier de ces angles, celui qui mesure l'amétropie, et par δ' le second, et en considérant un œil réduit d'indice n, on a :

$$\delta' = \frac{\delta}{n}.$$

On pourrait, pour distinguer ces angles l'un de l'autre, donner à δ', suivant que l'on a affaire à un œil myope ou hypermétrope, les noms d'*excès* ou de *déficit* de la réfraction statique, que M. Giraud-Teulon emploie comme synonymes de degré d'amétropie.

Quant au pouvoir accommodatif, on sait qu'on entend par là le pouvoir dioptrique de la lentille qui ferait former au *punctum remotum* l'image d'un objet situé au *punctum proximum*. On en conclut immédiatement que ce pouvoir accommodatif n'est autre chose que l'angle formé par deux rayons incidents passant par les *punctum proximum* et *remotum* et rencontrant au même point le premier plan principal de l'œil.

De même la fraction du pouvoir accommodatif que l'œil met en jeu pour voir un objet A, situé à une distance d, est mesurée par l'expression $\dfrac{1}{d} = D$, qui représente encore l'angle formé par un rayon incident venu du point A et un rayon parallèle à l'axe.

On déduit immédiatement de là, à la seule inspection d'une figure, que si deux yeux de même pouvoir accommodatif, l'un emmétrope, l'autre amétrope regardent un objet situé à la même distance de chacun d'eux, le premier directement, le second à travers la lentille correctrice, ils emploient chacun la même fraction de leur pouvoir accommodatif.

Nous verrons le parti que l'on peut tirer des remarques que nous venons de faire au point de vue de la démonstration de certaines relations.

10. — On peut encore déduire des valeurs trouvées pour α et α' une autre conclusion ; on a en effet,

$$\alpha + \alpha' = \frac{y}{f},$$

2

ou   (3) $f\alpha + f\alpha' = y$.

Or, α et α' représentant les arcs interceptés dans une circonférence de rayon égal à 1, $f\alpha$ et $f\alpha'$ représentent les arcs interceptés par les mêmes angles dans une circonférence de rayon f. Si donc nous menons par le point C (fig. 1), ou par les points principaux, suivant que nous considérons une lentille d'épaisseur négligeable ou un système équifocal quelconque, des parallèles aux rayons incident et réfracté, en remarquant que les arcs $f\alpha$ et $f\alpha'$ sont assez petits pour qu'on ait le droit de les remplacer par leur tangente, nous pourrons écrire :

$$f\alpha = FA$$
$$f\alpha' = F' A',$$

d'où, en portant dans la relation (3) :

$$FA + F' A' = IC ;$$

on déduit immédiatement de là, sur la figure

$$FB + F' B' = IC,$$

ce qui n'est autre chose que le théorème de Mœbius.

Nous retrouverons le même théorème dans le cas d'un système inéquifocal, et, pour éviter les répétitions, nous indiquerons seulement alors comment on peut le généraliser.

B. — *Pouvoir dioptrique des systèmes inéquifocaux*

11.— Par suite de l'inégalité de leurs distances focales, il y a lieu de considérer, pour les systèmes inéquifocaux, deux pouvoirs dioptriques. Il résulte de là, comme nous allons le montrer, que les conclusions précédemment établies ne sont plus vraies pour les systèmes de ce genre.

Considérons d'abord le cas d'une surface réfringente unique, c'est-à-dire d'un *dioptre simple*, suivant l'expression adoptée par M. Monoyer, et reportons-nous à la figure 1 que nous supposerons représenter la réfraction à travers ce dioptre.

En employant la même notation que pour les lentilles, nous aurons :

$$\vartheta = \alpha + \alpha',$$

et, par la considération des triangles IPC, IP'C,

$$\vartheta = \frac{y}{p}, \ \vartheta = \frac{y}{p'},$$

d'où l'on conclut

$$\vartheta = y \left(\frac{1}{p} + \frac{1}{p'} \right).$$

Mais la somme $\dfrac{1}{p} + \dfrac{1}{p'}$ n'est pas constante comme pour les lentilles ; en effet, on a, dans ce cas, la relation

$$\frac{1}{p} + \frac{n}{p'} = \frac{1}{f},$$

d'où l'on tire :

$$(4) \qquad \frac{1}{p} + \frac{1}{p'} = \frac{1}{nf} + \frac{n-1}{np};$$

et, par suite

$$\partial = y \left(\frac{1}{nf} + \frac{n-1}{np} \right),$$

il en résulte que la déviation ∂ dépend du point où le rayon incident rencontre l'axe principal.

Si l'on fait successivement p et p' égaux à l'infini, il vient :

$$\partial_1 = \frac{y}{f'},$$

$$\partial_2 = \frac{y}{f}.$$

D'où cette conclusion :

Les pouvoirs dioptriques $\frac{1}{f}$ et $\frac{1}{f'}$ d'un dioptre simple sont proportionnels aux déviations imprimées aux rayons parallèles à l'axe qui vont, après réfraction, concourir aux foyers principaux correspondants.

12. — Nous devons maintenant nous demander s'il serait possible de déterminer une suite de dioptres simples formant une série analogue à la série métrique des lentilles, c'est-à-dire satisfaisant à cette condition que, si deux d'entre eux ont leurs distances focales dans le rapport K, les déviations produites par ces deux surfaces soient dans le même rapport, pour des valeurs de p et de y égales et d'ailleurs quelconques.

Supposons d'abord les dioptres à comparer formés par

les mêmes milieux et soient : p la distance commune de l'objet au sommet de chaque surface, p' et p'' les distances des foyers conjugués aux mêmes points, f_1 et f'_1, f_2 et f'_2 les distances focales des deux dioptres.

D'après l'expression trouvée pour δ, la condition pour que les déviations soient dans le rapport K est que l'on ait :

$$y \left(\frac{1}{p} + \frac{1}{p''} \right) = K y \left(\frac{1}{p} + \frac{1}{p'} \right).$$

Or, d'après la formule (4) on a :

$$\frac{1}{p} + \frac{1}{p'} = \frac{1}{nf_1} + \frac{n-1}{np}$$

$$\frac{1}{p} + \frac{1}{p''} = \frac{1}{nf_2} + \frac{n-1}{np}.$$

D'où, en remplaçant et en divisant par y :

$$(5) \qquad \frac{1}{nf_2} + \frac{n-1}{np} = K \frac{1}{nf_1} + K \frac{n-1}{np}.$$

On voit immédiatement que, f_2 étant la seule quantité dont nous puissions disposer, il est impossible de satisfaire à cette condition, quel que soit p ; nous ne pourrions donc pas établir une série métrique de dioptres simples en faisant varier seulement la longueur focale ou mieux en changeant seulement le rayon de courbure des dioptres.

Supposons maintenant que les milieux constituant le second dioptre aient un indice relatif égal à n_2 ; l'équation de condition deviendra :

$$\frac{1}{n_2 f_2} + \frac{n_2 - 1}{n_2 p} = K \frac{1}{n f_1} + K \frac{n - 1}{np}.$$

Pour que les termes en p disparaissent, il faut qu'on ait :

$$\frac{n_2 - 1}{n_2 p} = K \frac{n - 1}{np},$$

ce qui donne pour n_2 la valeur

$$n_2 = \frac{n}{n + K(1 - n)}.$$

Comme n_2 doit évidemment être positif, on devra avoir :

$$n + K(1-n) > o,$$

d'où
$$K < \frac{n}{n - 1}.$$

Quant à la valeur de f_2, elle sera donnée en fonction de K par la formule :

$$\frac{n + K(1 - n)}{n f_2} = K \frac{1}{n f_1},$$

d'où l'on tire :

$$f_2 = f_1 \frac{n + K(1 - n)}{K}.$$

Si l'on tient compte non seulement de la valeur de la déviation, mais encore du sens dans lequel elle se produit, c'est-à-dire si l'on ne compare entre eux que des dioptres à foyers réels ou des dioptres à foyers virtuels, f_2 devra être de même signe que f_1, ce qui exige qu'on ait :

$$n + K(1 - n) > o$$

d'où

$$K < \frac{n}{n-1};$$

c'est la condition déjà trouvée pour que n_2 soit positif.

De cette discussion résulte la proposition suivante :

On ne peut établir une série de dioptres simples formant une série analogue à la série métrique des lentilles, qu'en faisant varier à la fois le rayon de courbure et l'indice relatif des milieux qui composent le dioptre : en outre, la série s'arrête au dioptre dont le rang K est donné par la formule :

$$K = \frac{n}{n-1},$$

n *étant l'indice du dioptre pris pour unité.*

13. — L'équation de condition (5) conduit à un autre résultat intéressant ; remplaçant dans le second membre p par Kp, les deux termes en p disparaissent et il reste :

$$\frac{1}{n f_2} = K \frac{1}{n f_1},$$

d'où

$$\frac{f_1}{f_2} = K.$$

Donc : *si deux dioptres sont constitués par des milieux ayant même indice relatif et que leurs distances focales soient dans le rapport* K, *les déviations produites par ces dioptres sur des rayons qui rencontrent l'axe à des distances* p *et* Kp *des sommets sont elles-mêmes dans le rapport* K.

En particulier, si K=1, les dioptres sont identiques, les deux valeurs de p sont les mêmes et les déviations sont égales.

14. — Nous ferons encore une remarque importante sur la comparaison des déviations imprimées à un même rayon incident par deux dioptres de courbures différentes, mais formés par les mêmes milieux.

Ces déviations sont données par les formules

$$\delta_1 = \frac{1}{n\,f_1} + \frac{n-1}{np},$$

$$\delta_2 = \frac{1}{n\,f_2} + \frac{n-1}{np},$$

d'où $\qquad \delta_1 - \delta_2 = \frac{1}{n}\left(\frac{1}{f_1} - \frac{1}{f_2}\right).$

Donc : *La différence des déviations imprimées à un même rayon incident par deux dioptres de même indice et de courbures différentes est constante, quelle que soit la direction du rayon.*

15. — Il nous reste à donner de la formule classique

$$\frac{1}{p} + \frac{n}{p'} = \frac{n-1}{f}$$

une interprétation angulaire que nous substituerons à celle de M. Giraud–Teulon.

Pour cela, multipliant les deux membres par y et remarquant que

$$\frac{y}{p} = \alpha, \frac{y}{p'} = \alpha',$$

nous aurons, après substitution :

$$(6) \qquad \alpha + n\,\alpha' = \frac{y}{f}.$$

On peut mettre cette relation sous d'autres formes plus symétriques. En représentant par m_1 et m_2 les indices absolus des milieux qui constituent le dioptre, on a, en effet, $n = \frac{m_1}{m_2}$; substituant, nous obtenons :

$$(7) \qquad m_1\,\alpha + m_2\,\alpha' = m_1\,\frac{y}{f}.$$

D'autre part, en remarquant que les distances focales f et f' présentent entre elles la relation $f' = n\,f$, la formule (6) peut s'écrire :

$$(8) \qquad f'\alpha + f'\alpha' = y.$$

Il est facile de faire voir que dans ce cas, comme pour les lentilles, la relation (8) n'est autre chose que l'expression algébrique du théorème de Mœbius.

On pourrait, en interprétant de la même manière les relations (6) et (7), en déduire des théorèmes analogues pour des points situés à des distances des dioptres égales à m_1 et m_2 s'il s'agit de la relation (7), à 1 et à n s'il s'agit de la relation (6).

16. — Cette remarque nous conduit à donner du théorème de Mœbius un énoncé plus général.

Multiplions, en effet, les deux membres de la relation (8) par un nombre quelconque A ; il viendra :

$$A f \alpha + A f' \alpha' = A y.$$

Le premier membre sera constant pour tous les rayons qui rencontrent le dioptre à la même distance y de l'axe principal. Or, si nous menons par le sommet C de la surface (fig. 1) des parallèles aux rayons incident et réfracté correspondants, les termes $A f\alpha$ et $A f'\alpha'$ représentent les perpendiculaires menées par des points situés à des distances Af et Af' du sommet C et comprises entre cet axe et les parallèles tracées. Si nous remarquons, en outre, que l'on a :

$$\frac{A f'}{A f} = n,$$

nous pourrons énoncer ce théorème général :

Il existe sur l'axe d'un dioptre simple une infinité de couples de points dont le rapport des distances d et d' au sommet de la surface est égal à n et tels que si par ces points, on élève des perpendiculaires à l'axe jusqu'à la rencontre des parallèles menées par le sommet à un rayon incident et au rayon réfracté correspondant, la somme de ces perpendiculaires est constante et égale à $\frac{yd}{f}$ ou à $\frac{yd'}{f}$ pour tous les rayons qui rencontrent le dioptre à la même distance y de l'axe focal.

17. — La considération des déviations angulaires

conduit à une nouvelle construction du rayon réfracté. Si nous représentons, en effet, par ∂ l'angle formé par deux rayons incidents rencontrant le dioptre au même point et dont l'un est parallèle à l'axe focal, et par ∂' l'angle des rayons réfractés correspondants, on déduit facilement des formules précédemment établies, la relation

$$\frac{\partial}{\partial'} = n \, ;$$

or, on a :
$$\frac{f'}{f} = n,$$

et, par suite :
$$\frac{\partial}{\partial'} = \frac{f'}{f}$$

d'où
$$\partial f = \partial' f'.$$

Donc : *Si par les foyers principaux d'un dioptre simple, on élève des perpendiculaires au rayon incident venant de l'infini et au rayon réfracté qui en résulte, les portions de ces perpendiculaires comprises, d'une part, entre ce rayon parallèle à l'axe et le rayon incident quelconque, d'autre part entre les deux rayons réfractés correspondants, sont égales.*

Cette conclusion conduit immédiatement à une construction géométrique nouvelle du rayon réfracté.

18. — Les résultats précédents sont encore vrais pour un système inéquifocal complexe, puisque la formule

$$\frac{f}{p} + \frac{f'}{p'} = 1$$

lui est applicable, si l'on prend les points principaux pour origines, des distances.

Notons, en particulier, que la différence des déviations imprimées à un même rayon incident par deux systèmes inéquifocaux est constante.

Cette conclusion est directement applicable à la théorie de l'astigmatisme. En effet, dans un œil astigmate les rayons réfractés dans les plans des méridiens principaux subissent des déviations différentes par suite de l'inéga-lité de courbure de ces méridiens, et l'on corrige cette anomalie de réfraction en plaçant devant l'œil un verre cylindrique choisi de telle sorte que le *punctum remotum* du méridien de courbure *maximum* soit reporté au *punctum remotum* du méridien de courbure *minimum*. Le verre correcteur et le dioptre oculaire forment alors, dans les plans des méridiens principaux, deux systèmes inéquifocaux qui impriment la même déviation à un rayon venant du *punctum remotum* commun. La différence des déviations est donc nulle pour ce point, et comme elle ne varie pas avec la position de l'objet, ainsi qu'on vient de le voir, elle sera nulle pour tout autre point visé par l'œil; par suite, l'astigmatisme, corrigé par le verre cylindrique pour le *punctum remotum* commun, le sera en même temps pour tous les autres points[1].

---

[1] Cette démonstration n'est rigoureuse que pour l'astigmatisme cornéen ; sinon il y aurait lieu de rechercher l'influence de l'accommodation.

III

———

A. — *Calcul des pouvoirs dioptriques des systèmes composés*

19. — L'interprétation que nous venons de donner du pouvoir dioptrique fournit un moyen très simple de calculer directement ce pouvoir et, par suite, les distances focales d'un système composé quelconque. Il nous suffira pour cela d'évaluer les déviations successives imprimées par les dioptres simples constituants et d'en déduire la déviation totale. Nous retrouverons ainsi les formules que M. Monoyer a établies dans sa théorie générale des *systèmes dioptriques* [1], en déterminant d'abord les positions des points focaux et principaux du système composé et en formant ensuite l'expression de la distance de ces points.

[1] Monoyer. — *Cours et conférences de Physique médicale.* Lyon, 1878. — Notes manuscrites.

Considérons d'abord le cas de deux dioptres simples associés et soient (fig. 2) :

A_1 et A_2 les sommets de ces dioptres,

C_1 et C_2 leurs centres de courbure,

f_1, f'_1, et f_2, f'_2 leurs distances focales.

Considérons le rayon incident $S_1 I_1$ qui, à la sortie, va passer par le foyer principal Φ du système. La déviation

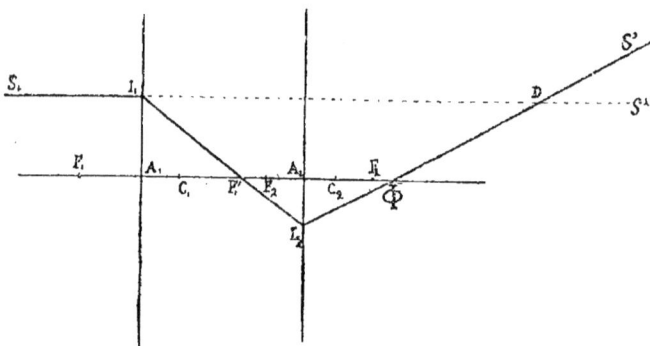

Fig. 2.

que ce rayon a subie et que l'on peut prendre pour mesure du pouvoir dioptrique, est représentée par l'angle $S'DS''$. Or, la figure donne immédiatement la relation angulaire :

$$II_2 D = D I_1 I_2 + S' D S'',$$

d'où

$$S'DS'' = II_2 D - D I_1 I_2,$$

ou

$$\Delta = \delta_2 - \delta_1.$$

Remarquons d'abord que la déviation Δ est telle que

le rayon réfracté se trouve relevé au lieu d'être abaissé vers l'axe, comme cela avait lieu sur la figure 1 ; nous exprimerons ce fait en regardant Δ comme négatif et nous écrirons :

$$\Delta = -(\partial_2 - \partial_1) = \partial_1 - \partial_2.$$

Il résulte de ce que nous avons dit pour les dioptres simples que, en posant

$$A_1 I_1 = y_1, \quad A_2 I_2 = y_2, \quad F'_1 A_2 = p_2, \quad \Phi A_2 = p'_2,$$

on a : $$\partial_1 = \frac{y_1}{f'_1},$$

$$\partial_2 = y_2 \left(\frac{1}{p_2} + \frac{1}{p'_2} \right).$$

Les triangles $I_1 F'_1 A_1$, $I_2 F'_1 A_2$ donnent :

$$\frac{y_2}{y_1} = \frac{p_2}{f'_1} \qquad \text{d'où} \qquad y_2 = y_1 \frac{p_2}{f'_1};$$

par suite

$$\partial_2 = y_1 \frac{p_2}{f'_1} \left(\frac{1}{p_2} + \frac{1}{p'_2} \right) = \frac{y_1}{f'_1} \left(1 + \frac{p_2}{p'_2} \right);$$

Mais on a pour le second dioptre :

$$\frac{f_2}{p_2} + \frac{f'_2}{p'_2} = 1,$$

d'où $$\frac{p_2}{p'} = \frac{p_2 - f_2}{f_2}.$$

De plus, si nous représentons par d la distance des deux dioptres, la figure donne :

$$p_2 = d - f_1 ;$$

donc, en tenant compte de cette relation, on a :

$$\frac{p_2}{p'_2} = \frac{d - f'_1 - f_2}{f'_2},$$

et, en portant dans la valeur de δ_2, il vient :

$$\delta = \frac{y_1}{f'_1}\left(1 + \frac{d - f'_1 - f_2}{f'_2}\right).$$

Nous avons ainsi les valeurs de δ_1 et δ_2 en fonction de y_1, de d, et des distances focales des dioptres composants; en remplaçant ces distances par les pouvoirs dioptriques correspondants, il vient, après simplifications,

$$\delta_1 = y_1\, F'_1$$

$$\delta_2 = y_1\left(F'_1 + d\, F'_1 F'_2 - F'_2 - F'_1 \frac{F'_2}{F_2}\right).$$

Portant dans la valeur de Δ, nous obtiendrons :

$$\Delta = y_1\left(F'_2 + F'_1 \frac{F'_2}{F_2} - d\, F'_1 F'_2\right).$$

Il résulte de là que le second pouvoir dioptrique du système est :

$$\Phi_2 = F'_2 + F'_1 \frac{F'_2}{F_2} - d\, F'_1 F'_2.$$

On trouverait de même, en calculant le premier pouvoir dioptrique :

$$\Phi_2 = F_1 + F_2 \frac{F_1}{F'_1} - d\, F_1 F_2.$$

20. — Le même calcul est encore applicable au cas où les dioptres composants sont eux-mêmes formés de plusieurs dioptres simples ; il suffit de remplacer chacun d'eux par ses longeurs focales, et de représenter par d la distance du second plan principal du premier système au premier plan principal du second.

Si les systèmes composants sont équifocaux, les formules précédentes donnent, pour les deux pouvoirs dioptriques, la valeur commune

$$\Phi = F_1 + F_2 - d\, F_1 F_2.$$

Telle est, en particulier, la déviation imprimée à un rayon par deux lentilles. Cette déviation sera positive, et, par suite, le système produira l'effet d'une lentille convergente tant que l'on aura :

$$d < \frac{F_1 + F_2}{F_1 F_2}.$$

ou $$d < f_1 + f_2.$$

Si $d = 0$, on a :

$$\Phi = F_1 + F_2$$

Le système équivaudra, au contraire, à une lentille négative pour

3

Enfin pour

$$d > f_1 + f_2,$$

il vient :

$$d = f_1 + f_2,$$

$$\Phi = 0,$$

c'est-à-dire que le pouvoir dioptrique du système est nul. Mais il importe de remarquer que ce résultat n'indique pas que la déviation soit nulle aussi pour une direction quelconque du rayon incident, comme on est tout d'abord porté à le croire. En effet, la relation que nous avons établie entre le pouvoir dioptrique et la déviation n'est vraie que si la formule

$$\frac{1}{p} + \frac{1}{p'} = \frac{1}{f}$$

est applicable. Or, dans le cas où $d = f_1 + f_2$, la distance focale du système est infinie, et la formule précédente cesse d'exister.

21. — Lorsque le système que l'on considère est formé de plus de deux dioptres, on peut calculer encore de la même manière le pouvoir dioptrique, mais il est alors plus simple de se servir des résultats précédents. Si nous ajoutons, par exemple, un troisième dioptre aux deux que nous venons de considérer, et que nous représentions par F_3 et F'_3 ses deux pouvoirs dioptriques, les formules qui donnent Φ_2 et Φ'_2 montrent immédiatement que les pouvoirs dioptriques du nouveau système composé sont :

$$\Phi_3 = \Phi_2 + F_3 \frac{\Phi_2}{\Phi'_2} - d\ \Phi_2\ F_3$$

$$\Phi'_3 = F'_3 + \Phi'^2 \frac{F'_3}{F_3} - d\, \Phi'_2\, F'_3.$$

Il suffirait alors de remplacer Φ_2 et Φ'_2 par les valeurs précédemment trouvées, pour que Φ_3 et Φ'_3 soient exprimés explicitement en fonction du pouvoir dioptrique des dioptres constituants.

B. Application de la déviation angulaire à des questions de dioptrique oculaire

22. — La considération des déviations fournit encore une méthode pour résoudre très simplement un certain nombre de questions relatives à l'œil. Nous en donnerons deux exemples :

1° On sait qu'en pratiquant l'examen à l'image droite et virtuelle, on peut, avec l'ophthalmoscope déterminer le degré d'amétropie de l'œil observé. Pour nous en rendre compte au moyen des déviations, soient R_1', R' (fig. 3) les rétines des yeux observé et observateur, R_1, R'_1, leurs *punctum remotum;* traçons la direction R A B C R' d'un rayon qui, parti de la rétine de l'œil observé, va rencontrer en R' la rétine de l'œil observateur; prolongeons B A jusqu'à sa rencontre en D avec une parallèle à l'axe menée par le point B. On a :

(9) *angle* A B R $=$ *angle* D C B $+$ *angle* C D B.

En supposant que les points A B C sont à la même distance de l'axe, ce qui revient à négliger les distances de la lentille à chacun des yeux, on peut écrire :

Angle A B R$'_1$ = pouvoir dioptrique de la lentille = — F

  —   C D B = degré d'amétr. de l'œil observé = R

  —   D C B = degré d'amétr. de l'œil observ. = R′

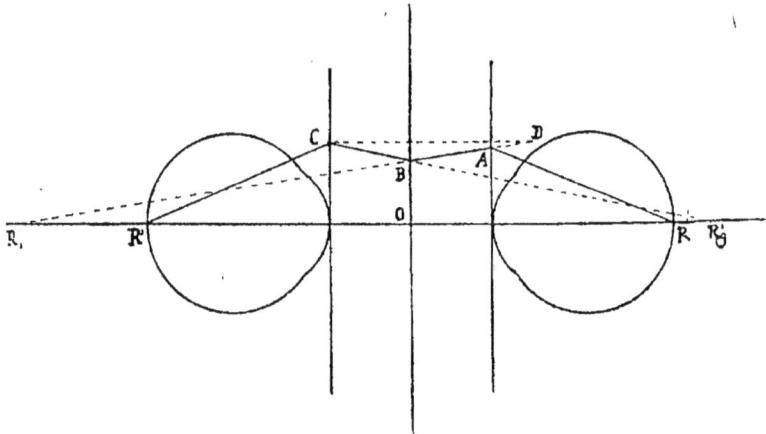

Fig. 3.

En remplaçant dans l'égalité (9) et tirant la valeur de l'amétropie de l'œil observé, on aura :

$$R' = -F - R.$$

Si, en particulier, l'œil observateur est emmétrope, R′ = 0 et il reste :

$$R = -F.$$

2° M. Monoyer a fait connaître, en 1875[1], une nouvelle

---

[1] Monoyer. Nouvelle formule destinée à calculer la force réfringente ou le numéro des lunettes dans la presbytie. *Société des sciences de Nancy*, 18 janvier 1875, et *Comptes rendus de l'Acad. des sciences*. Paris, 5 avril 1875.

formule de la presbytie qui donne le numéro du verre
correcteur à placer devant un œil dont les *punctum
proximum* et *remotum* sont connus, et qui doit voir un
objet situé à une distance d, en employant une fraciion
KA de son pouvoir accommodatif.

La considération des déviations permet d'établir très
simplement cette formule.

Soient, en effet, R et P (fig. 4), les *punctum proximum* et *remotum*, de l'œil, D l'objet, et D′ l'image que
donne la lentille placée en O.

Négligeons la distance CO de la lentille à l'œil, et posons :
$DO = DC = d$, $D′O = D′C = d′$. En considérant un

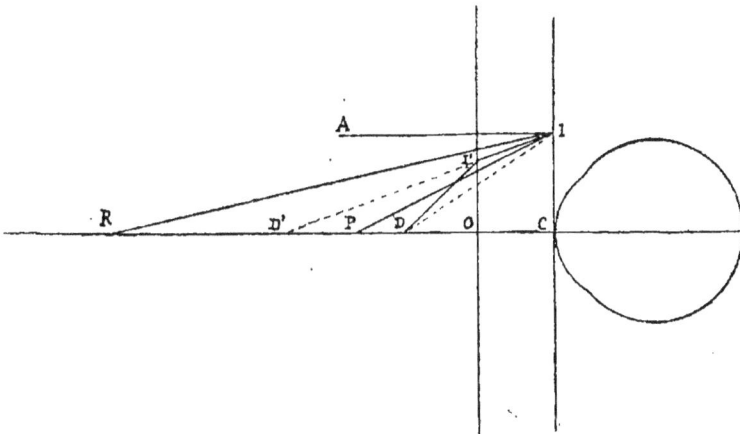

Fig. 4.

rayon D I′ qui se réfracte suivant I′ I à travers la lentille,
nous pourrons supposer que les angles DI′D′ et D I D′ sont
égaux; l'angle D I D′ sera donc celui qui caractérise la

lentille, c'est-à-dire qui mesure le pouvoir dioptrique de ce verre.

On a identiquement sur la figure :

angle D I D' + *angle* D' I R = *angle* D I A — *angle* R I A.

Or, *angle* D I D' = pouvoir dioptrique de la lentille = F,

— D' I R = fract. du pouv. accomod. empl. = KA,

— R I A = degré d'amétropie. . . . . . . = R.

Quant à l'angle D I A ou a son égal I D C, il est mesuré, comme les autres, par le rapport $\dfrac{1}{d} = D$; on peut donc écrire :

$$F + KA = D - R$$

d'où
$$F = - KA - R + D.$$

Si, comme l'avait d'abord proposé M. Monoyer, on détermine F par la condition que l'œil regardant l'image D' emploie la moitié de son pouvoir accommodatif, la ligne I D' sera la bissectrice de l'angle RIP; le triangle PIR donne alors

$$\frac{R\,D'}{P\,D'} = \frac{R\,I}{P\,I};$$

et comme l'on peut remplacer R I et P I par R C et P C, il vient :

$$\frac{R\,D'}{P\,D'} = \frac{R\,C}{P\,C}.$$

Ce qui montre que, lorsque l'œil emploie la moitié de son pouvoir accommodatif, le point visé, la cornée et les *punctum proximum* et *remotum* forment sur l'axe de l'œil une division harmonique.

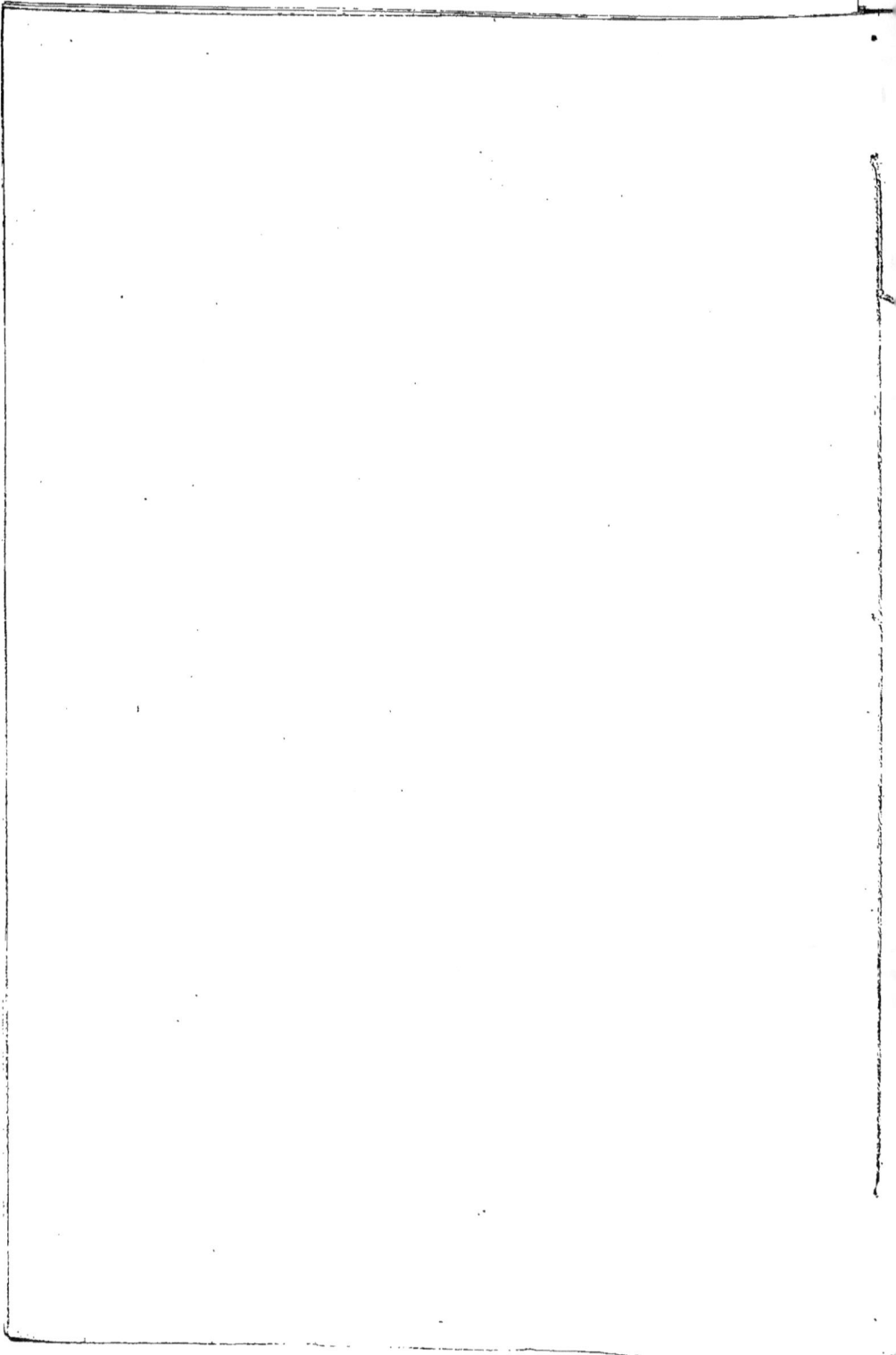

CONCLUSIONS

I. — Tout système équifocal imprime une déviation constante aux rayons incidents quelconques qui rencontrent le premier plan principal à la même distance y de l'axe.

Cette déviation constante est égale à $y\Phi$, Φ étant le pouvoir dioptrique du système.

II. — Les lentilles qui constituent la série métrique des verres de lunette sont telles que, en passant de l'une quelconque d'entre elles à la suivante, l'augmentation de déviation imprimée à un rayon incident est égale à la déviation imprimée à ce même rayon par la lentille de *une* dioptrie.

III. — Le degré d'amétropie d'un œil est représenté par l'angle que font entre eux deux rayons venant, l'un de l'infini, l'autre du *punctum remotum* et rencontrant l'œil au même point.

Le pouvoir accommodatif d'un œil est représenté par l'angle que font entre eux les rayons venant du *punctum remotum* et du *punctum proximum* et rencontrant l'œil au même point.

IV. — La déviation imprimée à un rayon incident par un système dioptrique inéquifocal, dépend du point où ce rayon incident rencontre l'axe, et les pouvoirs dioptriques du système ne représentent plus que les déviations imprimées aux rayons incidents venant de l'infini.

On ne pourrait établir une série de systèmes inéquifocaux analogues à la série métrique des lentilles qu'en faisant varier à la fois les rayons de courbure et les indices de réfraction.

V. — Dans tout système équifocal ou inéquifocal, tous les couples de points pris sur l'axe et dont le rapport des distances d et d' aux points principaux correspondants est égal au rapport des indices des milieux extrêmes jouissent de cette propriété, à savoir que : si par ces points on élève des perpendiculaires à l'axe jusqu'à la rencontre des parallèles menées par le sommet à un rayon incident et au rayon réfracté correspondant, la somme de ces perpendiculaires est constante et égale à $\dfrac{yd}{f}$ ou $\dfrac{yd'}{f'}$ pour tous les rayons qui rencontrent les plans principaux à la même distance y de l'axe.

VI. On déduit des formules qui donnent la déviation angulaire une nouvelle construction géométrique du rayon réfracté.

VII. — Les résultats précédents fournissent un moyen de déterminer directement le pouvoir dioptrique d'un système quelconque.

VIII. — La considération des déviations permet d'établir d'une manière simple un certain nombre de formules d'optique physiologique.

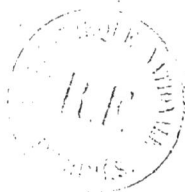

TABLE DES MATIÈRES

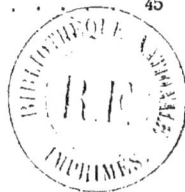

22

www.ingramcontent.com/pod-product-compliance
Lightning Source LLC
Chambersburg PA
CBHW050524210326
41520CB00012B/2429